MÉMOIRE

L'ÉTRANGLEMENT DES AMYGDALES

PAR LES PILIERS DU VOILE DU PALAIS,

SES CAUSES, SES COMPLICATIONS ET SON TRAITEMENT,

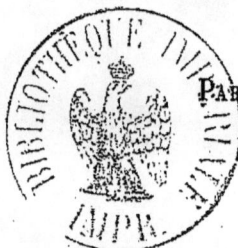

Par M. HOUZÉ DE L'AULNOIT,

Professeur à l'École de Médecine de Lille.

CONSIDÉRATIONS GÉNÉRALES SUR L'ÉTRANGLEMENT DES AMYGDALES
PAR LES PILIERS.

Dans un certain nombre de cas d'angine gutturale compliquée d'amygdalite aiguë (Tonso-staphylite de Broussais), j'ai été frappé de l'atroce douleur qu'éprouvaient les malades, de la gêne apportée dans l'acte de la déglutition, de la persistance de l'élément inflammatoire, malgré l'emploi des moyens les plus énergiques, et de la terminaison si fréquente par suppuration ou par gangrène. Je me suis alors demandé si ces phénomènes, qui transformaient une affection généralement bénigne en une affection des plus sérieuses, ne dépendaient pas quelquefois d'une disposition anatomique qui, jusqu'à ce jour, n'avait pas

1. Extrait des Mémoires de la Société Impériale des Sciences, de l'Agriculture et des Arts de Lille, année 1864.

attiré l'attention des cliniciens, et s'il n'y aurait pas possibilité en pratiquant dès le début une très-légère opération, de faire avorter l'angine et d'arrêter sa marche envahissante et désorganisatrice. J'ai pensé que la cause principale des graves complications, qu'on est à même de constater dans cette affection, pro venait des rapports pathologiques qu'affectent les amygdales avec les organes voisins au moment où doublant et triplant subitement leur volume sous l'influence d'un état inflammatoire, ces glandes sont expulsées de leur cavité et cherchent un refuge dans le pharynx.

J'ai en outre observé pour que cette migration dans le pharynx pût s'accomplir, qu'il fallait que les piliers du voile du palais s'écartassent suffisamment en avant et en arrière.

Mais si cet écartement ne peut avoir lieu, soit par suite des adhérences que des inflammations antérieures ont produites entre les amygdales et les piliers, soit par suite de l'élargissement des piliers antérieurs, proposition que nous espérons justifier plus loin, il devient évident que les amygdales enchâtonnées entre des tissus contractiles subiront une compression qui pourra devenir le prélude et la cause des plus graves désordres. — Cette compression dans ces cas, peut être assimilée à un véritable étranglement.

C'est ce qui m'a engagé à donner à cette variété d'angine gutturale, qui fait l'objet de ce mémoire, le nom d'étranglement des amygdales, désignation très-propre à faire comprendre les troubles anatomo-pathologiques, et à mettre sur la voie du véritable traitement.

J'aurai donc dans le cours de ce travail à prouver que les amygdales peuvent être dans certains cas l'objet d'une compression allant jusqu'à l'étranglement, à expliquer le mécanisme de cet étranglement, à exposer son mode de traitement et à appuyer mes assertions de quelques observations suivies de guérison immédiate, à l'aide du débridement ; tandis que dans d'autres où je n'ai fait usage que du traitement médical, j'ai vu survenir la terminaison par suppuration et même par gangrène.

Auparavant, exposons en quelques mots la disposition normale et anatomique des parties latérales de l'isthme du gosier, ce qui nous ramènera naturellement à rechercher les variétés indivi duelles et pathologiques, susceptibles de produire l'affection qui nous occupe.

DES PARTIES LATÉRALES DE L'ISTHME DU GOSIER ET DE SES VARIÉTÉS.

L'anatomie des parties latérales de l'isthme du gosier est trop bien exposée dans tous les traités d'anatomie, et en particulier dans celui de M. Sappey, pour que nous ayons besoin de nous y arrêter longuement. En général, voici ce qu'on observe : si on abaisse la langue d'un individu avec une cuillère et qu'on examine le fond de la bouche, on aperçoit sur la ligne médiane la luette et de ce prolongement comme d'une voûte quadrangulaire, suivant la comparaison très-juste proposée par M. Sappey, partent quatre replis muqueux, deux antérieurs et deux postérieurs; ce sont les piliers du voile du palais.

Les piliers antérieurs et postérieurs, en divergeant pour se terminer les premiers sur les côtés de la langue et les seconds sur la muqueuse du pharynx, interceptent à droite et à gauche deux excavations triangulaires à sommet dirigé en haut et en dedans, à base tournée en bas, en dehors et en arrière et complètement remplies dans l'état normal par les amygdales. — La vue démontre que de chaque côté le pilier antérieur, l'amygdale, puis le pilier postérieur constituent trois plans distincts se rapprochant d'autant plus de la ligne médiane qu'on se dirige d'avant en arrière, en sorte que l'amygdale à peu près libre par sa face antérieure est complètement voilée par sa face postérieure.

A la dissection, on constate que chacun des piliers renferme un muscle : le palato-glosse dans le pilier antérieur et le pharyngo-staphylin dans le pilier postérieur. Ces deux muscles, en descendant du voile du palais, forment d'abord deux arcades, puis se portent le premier en avant de l'amygdale pour confondre ses fibres avec celles du stylo-glosse, du pharyngo-glosse et les fibres les plus externes du lingual supérieur, et le second en arrière de cette glande pour s'attacher en partie au cartilage thyroïde, en partie au raphé fibreux du pharynx. Quant aux fibres supérieures de ce dernier muscle, elles s'entrecroisent sur la face postérieure et médiane du pharynx avec les mêmes fibres du côté opposé. D'après M. Sappey, l'amygdale n'atteindrait pas l'angle de bifurcation des deux piliers, en sorte qu'il existerait au-dessus de son extrémité supérieure une petite cavité de 6 à 8 millimètres de diamètre, à laquelle il a donné le nom d'*excavation sus amygdalienne*. Cette glande en outre est complètement entourée de faisceaux musculaires, excepté au niveau de sa face interne, de son extrémité inférieure et de la partie la plus interne de sa face antérieure.

En effet, en dehors elle est en rapport avec le muscle amygdalo-glosse mentionné dans ces derniers temps par M. Broca, et qui la sépare de l'aponévrose du pharynx et du muscle constricteur ; en arrière, elle appuie sur le muscle pharyngo-staphylin, et en avant sur le muscle glosso-staphylin.

M. Sappey[1] fait observer avec raison que «tous les piliers sont à la fois contractiles et mobiles, et comme ils sont opposés par leur concavité, on voit qu'ils concourent à former avec la face dorsale de la langue d'une part, et la paroi supérieure du pha-

1. Sappey. *Traité d'Anatomie. Splanchnologie.*

rynx de l'autre, deux orifices ou anneaux constricteurs ; un orifice antérieur qui fait communiquer la bouche avec le pharynx et un orifice postérieur qui fait communiquer le pharynx avec l'arrière cavité des fosses nasales. »

D'après cette courte description, on peut donc admettre que dans l'état normal, le pilier postérieur déborde l'antérieur, et que ce dernier avec celui du côté opposé constitue un cercle musculaire et contractile qui, du voile du palais, s'étend à la langue.

Mais est-il toujours constant de rencontrer le pilier antérieur rejeté en dehors au point de laisser complètement visible l'amygdale ; c'est ce qu'il est intéressant de rechercher pour expliquer la constriction que ce pilier exerce dans certains cas d'amygdalite aiguë sur les tonsilles.

Nous pouvons certifier que très-souvent, par suite d'une disposition naturelle ou d'un élargissement occasionné par plusieurs angines, *le pilier antérieur recouvre, non-seulement toute la face antérieure de l'amygdale, mais même une partie de sa face interne au point de la voiler presque complètement*. Le développement spécial du pilier, de nature à obscurcir ainsi toute l'amygdale et à lui constituer en avant une cloison aussi inextensible que contractile, ne m'a pas paru avoir été l'objet de l'attention des auteurs. M. Richet[1] seul le signale comme très-fréquent, mais loin de lui donner la signification que nous lui attachons, il n'en parle qu'au sujet de l'amygdalite chronique pour prévenir l'opérateur des difficultés que présente quelquefois l'extirpation des amygdales avec le tonsillitome de Fanestock. C'est ce dont on peut se convaincre par le passage suivant que nous pensons utile de rapporter, n'en ayant pas trouvé d'autre mention dans nos traités classiques. « Sans entrer, dit l'auteur, de l'anatomie médico-chirurgicale, dans des détails opératoires qui m'entraîneraient trop loin de mon sujet, je mentionnerai une

---

1. Richet. *Traité d'Anatomie médico-chirurgicale*, première partie, p. 385. Paris 1855.

disposition anatomique qui peut beaucoup gêner le manuel opé-
ratoire, lorsqu'on veut se servir de l'instrument inventé par
Fanestock. Voici en quoi consiste cette disposition, très-fréquente
ailleurs : en même temps que l'amygdale a acquis un volume
considérable, les piliers se sont développés, en sorte que tendus
et proéminents, ils ne laissent saillir entre eux que le sommet de
la glande. »

La deuxième disposition, non moins efficace que la première
pour empêcher les amygdales de proéminer vers l'isthme du gosier
consiste dans les adhérences que des inflammations antérieures
ont fait contracter entre ces glandes et les piliers. Deux chi-
rurgiens seulement à ma connaissance en ont fait mention :
M. Chassaignac dans son traité de chirurgie, et M. Bouteillier
au congrès de Rouen, et tous les deux ne songeaient en insistant
sur ce fait pathologique qu'aux difficultés que présentent dans
certains cas l'extirpation des amygdales.

Si cette double transformation, que le pilier antérieur est
susceptible d'affecter, peut être prise en sérieuse considération,
pour l'extirpation de l'amygdale, elle ne doit pas moins l'être,
suivant nous, dans les cas d'amygdalite aiguë, pour se rendre
compte de l'obstacle qu'elle oppose à l'hypertrophie instantanée
des tonsiues et par suite à leur migration vers le pharynx.

D'après ce que nous venons d'exposer, il nous est permis de
croire qu'on acceptera comme un fait acquis à la science la possibilité de l'élargissement du pilier antérieur et la fréquence des
adhérences des piliers aux amygdales.

MÉCANISME.

Ces deux dispositions et même l'une ou l'autre suffiront pour
expliquer le mécanisme de l'étranglement. En effet, un des signes

caractéristiques d'une amygdale enflammée est d'augmenter brus-
brusquement de volume et de s'échapper de l'excavation trop
large pour la contenir à l'état physiologique. Que les organes
voisins se refusent à cette expansion, et l'on observera une compression qui s'exercera suivant les diamètres transverse et antéro-
postérieur. Par ses faces antérieure et postérieure, la glande
pressera sur les piliers correspondants. Son extrémité supérieure
s'insinuera dans l'angle de séparation des deux piliers, augmen-
tera leur courbure naturelle ainsi que la tension à laquelle ils
étaient déjà soumis. Sa face externe rencontrera une cloison
inextensible dans l'aponévrose du muscle constricteur du pharynx, et sa face interne se trouvera immobilisée entre les deux
lèvres de la boutonnière que forment les bords libres des replis
muqueux. Toute la moitié supérieure de l'amygdale sera ainsi
soumise à une constriction d'autant plus énergique que son
ampliation aura été plus rapide. La moitié inférieure seule y
échappera en se rapprochant de la base de la langue et des replis
aryténo-épiglottiques. Inutile enfin d'ajouter que plus sera déve-
loppé le muscle palato-glosse, plus sera forte la compression.

SYMPTÔMES.

Dans les nombreux cas d'étranglement des amygdales avec
contraction spasmodique des piliers, nous avons toujours noté
les symptômes suivants :

1º Si on examine le fond de la bouche, en abaissant la langue, on aperçoit que le pilier antérieur du côté malade déborde
de près de deux centimètres en avant le plan du pilier opposé,
qu'il est rouge, tendu, fortement renversé en avant et largement
étalé, au point de voiler toute la face antérieure de l'amygdale
ainsi que le tiers ou la moitié antérieure de sa face interne ; que

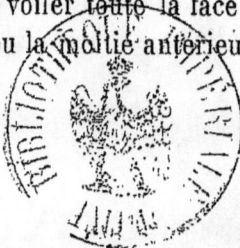

l'amygdale dont on n'aperçoit qu'une très-petite partie a d'abord une coloration bleuâtre parsemée de points blanchâtres, puis, à mesure que l'affection progresse, les points blanchâtres peuvent être remplacés par des plaques pseudo-membraneuses. Si l'amygdalite est double et qu'il y ait étranglement des deux côtés, l'élément inflammatoire envahit le voile du palais ; la luette se tuméfie au point d'acquérir le volume du petit doigt, puis se recouvre elle-même d'une couche pultacée qui les jours suivants disparaît pour être remplacée par un tissu noirâtre. La gangrène alors est complète ; et si la vue ne suffisait pas pour apprécier cette complication, l'odeur ne permettrait pas d'en avoir le même doute, tant elle devient insupportable pour les personnes qui entourent le malade.

2° Le doigt, dirigé de dehors en dedans sur le pilier antérieur, éprouve d'abord une résistance due à l'engorgement de l'amygdale, puis rencontre le bord libre, simulant une corde fortement tendue et se continuant sur un même plan avec la face interne de l'amygdale.

3° La douleur n'est pas un des signes les moins importants.

Aux premières atteintes du mal, elle est légère, puis elle devient vive et continue. Si le malade veut ouvrir la bouche, ce n'est qu'au prix des plus atroces souffrances qui se reflètent sur sa face par la contraction toute spéciale de ses traits. C'est surtout au moment de la déglutition que la douleur devient intolérable, au point qu'on le voit refuser toute boisson, préférant supporter les angoisses de la soif plutôt que de s'exposer à sentir mille aiguilles qui semblent s'enfoncer dans sa gorge. Quelques malades, même des plus courageux, déclarent qu'il leur est complètement impossible d'avaler une seule goutte de liquide, tant leur paraît resserrée la cavité du pharynx. *Ce dernier phénomène est la preuve la plus certaine qu'à l'étranglement se joint une contraction spasmodique des muscles palato-glosse et pharyngo-*

glosse. Cette contraction spasmodique, par ses symptômes, offre une très-grande analogie avec celle que Boyer a mentionnée dans les cas de fissure à l'anus.

4° Dans cette variété d'amygdalite, il n'est pas rare d'observer une tuméfaction de la région sus-hyoïdienne, mais cette tuméfaction est caractérisée non par un engorgement glandulaire comme dans les angines malignes, mais par un empâtement phlegmoneux du tissu cellulo-graisseux.

5° Quant aux symptômes généraux, ils sont en rapport avec l'intensité des symptômes locaux : — fièvre ardente ; — accélération de la circulation qui peut s'élever jusqu'à 112 à 120 pulsations; — peau chaude; — transpiration abondante; — profond abattement qui, par instants, fait place à des mouvements désordonnés, le malade espérant toujours mais vainement trouver une position qui lui permette d'avoir un peu de repos et qui puisse lui procurer un allégement à ses douleurs.

Si ces phénomènes, après avoir duré sept ou huit jours, finissent par disparaître en partie, c'est que l'amygdale s'est désorganisée ; on observe alors ou une collection purulente que le doigt peut percevoir au moyen de la fluctuation qui devient manifeste à travers le pilier antérieur, ou une gangrène caractérisée par l'élimination de tissus noirâtres et la production d'une odeur fétide plus repoussante que celle de l'abcès. La mort même peut survenir à cette époque ; elle m'a paru dépendre d'un empoisonnement provoqué par l'absorption de gaz putrides entraînés dans la poitrine avec l'air atmosphérique.

TRAITEMENT.

Pour prévenir ces graves complications et faire avorter dès le début l'inflammation dans la variété qui nous occupe, le seul moyen réellement efficace est le débridement des tissus qui compriment l'amygdale.

Le débridement peut être obtenu d'une manière aussi inoffensive que peu douloureuse ; il doit porter sur le pilier antérieur comme étant le plus accessible. Toujours on pourra le pratiquer sans avoir même besoin du concours d'un aide.

Pour cela, on abaisse de la main gauche avec le dos d'une cuillère la base de la langue, et de la main droite, armée d'un bistouri dont la lame est recouverte d'une petite bande de toile jusqu'à 2 centimètres de sa pointe, on incise transversalement de dehors en dedans le pilier antérieur au niveau de sa partie moyenne. L'incision, pour être complète, doit commencer au moins à 15 millimètres du bord libre et doit respecter la luette ainsi que l'amygdale du côté opposé.

Quant à sa profondeur, ceci intéresse peu, pourvu qu'on n'arrive pas jusqu'à la paroi postérieure du pharynx ; il est même avantageux de sectionner l'amygdale dans la moitié environ de son épaisseur, afin d'obtenir ainsi un dégorgement plus rapide.

Cette petite opération est peu douloureuse ; la douleur ne pouvant provenir que du pilier antérieur qui, en général, est tout aussi insensible que l'amygdale, par suite de son état de tension et d'amincissement.

Quand à l'hémorrhagie, elle n'est pas à craindre, vu l'absence de vaisseaux importants. A peine le malade expectore-t-il quelques crachats sanguinolents qu'un gargarisme émollient ne tarde pas à faire disparaître.

Une heure ou deux après l'opération, la douleur est à peu près nulle, et si on examine alors la gorge, on remarque que l'amygdale est devenue très-apparente et qu'elle proémine dans l'isthme du gosier. La circulation, gênée par l'étranglement, reprend son cours, et la déglutition se fait avec facilité.

La face retrouve son calme habituel et le malade soulagé attend une guérison dont il prévoit l'arrivée prochaine.

Le lendemain, l'engorgement cervical est indolent et bien moins prononcé que la veille. L'examen de la gorge permet de constater au niveau de l'incision une traînée blanchâtre qui ne doit pas effrayer le chirurgien; car cette coloration encore visible le 3° et le 4° jour ne le sera plus le cinquième. Cette disparition aura lieu avec l'emploi de simples gargarismes émollients, sans recourir à l'action des caustiques et des astringents.

A l'appui des considérations qui précèdent, je me contenterai de rapporter brièvement les deux observations suivantes qui me paraissent assez concluantes pour n'avoir pas besoin de citer toutes celles que je possède sur le même sujet, attendu qu'elles se ressemblent toutes au point de vue du résultat heureux que m'a offert le débridement.

OBSERVATION I. — Amygdalite aiguë à droite. — Etranglement de l'amygdale par les piliers. — Débridement. — Guérison.

Le 15 février 1863, je fus appelé auprès d'un jeune homme, âgé de 20 ans, d'une constitution sanguine, atteint depuis cinq jours d'une violente inflammation de l'amygdale droite.

La région sous-maxillaire était tuméfiée, et la déglutition ne s'opérait qu'avec de très-vives douleurs.

La chaleur de la peau, la rapidité du pouls (112 pulsations), la décomposition des traits révélaient une atteinte profonde de l'économie.

Malgré la gêne qu'éprouvait le malade à mouvoir les articulations temporo-maxillaires, je pus cependant écarter suffisamment la mâchoire inférieure pour examiner le fond de la gorge.

Il me fut alors facile de constater qu'à droite le voile du palais était très-rouge et très-projeté en avant. Quant à l'amygdale, elle était à peine visible, quoique son volume me parût notablement augmenté. L'isthme du gosier n'était pas rétréci. Le doigt porté sur le point douloureux constatait une tension du voile du palais et percevait à travers le pilier antérieur largement étalé et aminci, l'induration propre à une amygdale hypertrophiée.

Le malade réclamait un soulagement immédiat, tant étaient intolérables ses souffrances. Le gonflement du cou, la gêne de la déglutition, l'enchâssement de l'amygdale entre les piliers me firent supposer que la glande était bridée dans sa loge et qu'elle éprouvait ainsi les effets d'un véritable étranglement.

Je pensai donc que le seul moyen de faire disparaître tous les accidents était d'opérer la section du pilier antérieur dont l'union intime avec la face antérieure et avec une partie de la face interne de l'amygdale, s'opposait à l'expansion de cette glande vers la ligne médiane.

Le malade accepta sans hésiter l'opération. Abaissant donc la langue de la main gauche avec le manche d'une cuillère, je dirigeai avec la main droite la pointe d'un bistouri sur le pilier, au niveau de sa partie moyenne et à quinze millimètres en dehors de son bord libre; puis portant l'instrument en dedans et un peu en bas, j'opérai la section du repli muqueux, ainsi que de la moitié interne de l'amygdale.

La douleur fut à peu près nulle, et il ne s'écoula de la petite plaie que quelques gouttes de sang. Presqu'aussitôt le malade fut soulagé; l'amygdale s'avança vers la luette et devint très-apparente. La déglutition se fit alors avec plus de facilité.

Le lendemain, il n'existait plus de douleur; le gonflement de la région sous-maxillaire était en voie de résolution. Quant à l'amygdale, elle était alors très-visible. Son volume, quoique paraissant plus considérable que la veille, ne déterminait pas de gêne sensible dans les mouvements d'élévation et d'abaissement du voile du palais. Les bords de l'incision étaient très-écartés. Le fond s'était recouvert d'une couche grisâtre simulant une fausse membrane que de simples gargarismes suffirent pour faire disparaître au bout de quelques jours. La fièvre avait disparu et le malade nous avoua avoir parfaitement dormi. A partir de cette époque, la convalescence n'offrit rien de particulier ; cinq jours plus tard, il ne restait de l'inflammation primitive qu'une hypertrophie de l'amygdale qui persista seulement jusqu'au septième jour.

RÉFLEXIONS. — Si je n'avais pas débridé, qu'en serait-il résulté pour le malade ? Très-certainement une persistance de l'état inflammatoire, une constriction contusive du tissu glandulaire et peut-être une terminaison par abcès ou par gangrène.

Le moyen que je venais d'employer me parut si simple et si rationnel que je fus étonné de n'en trouver aucune mention dans les auteurs.

Croyant avoir eu affaire à un cas exceptionnel, je pris le parti d'attendre avant de le livrer à la publicité, de crainte qu'il n'intéressât faiblement mes confrères et qu'on ne fût porté à n'accorder à cette observation que l'intérêt qu'on est en droit de témoigner à un fait unique. D'ailleurs, me disais-je, l'amygdalite est une affection si fréquente, surtout dans notre pays froid et humide, que je ne tarderai pas à rencontrer d'autres cas semblables, si la variété dont je viens de rapporter un exemple ne dépend pas d'une disposition aussi rare que spéciale des piliers par rapport à l'amygdale.

Quelques mois ne s'étaient pas écoulés qu'un autre cas ayant une grande analogie avec le précédent s'offrit à mon examen et confirma ma première observation.

OBSERVATION II. — Amygdalite droite consécutive à de nombreuses angines. — Etranglement de l'amydale. — Section du pilier antérieur. —
Guérison.

Un chanteur, âgé de 32 ans, d'une constitution nervoso-san-
guine, plusieurs fois atteint d'abcès des amygdales, réclama
mes soins pour une amygdalite aiguë. Comme je fus appelé au
début de l'affection, il me fut possible d'en suivre cette fois toutes
les phases.

Tout d'abord simple rougeur de la glande sans augmentation
de volume; puis apparition de points blanchâtres simulant de
petites fausses membranes auxquels je n'accordai même pas
l'honneur d'une cautérisation au nitrate d'argent tant j'ai ren-
contré de semblables pointillés pseudo-membraneux siégeant à
la face interne des amygdales et disparaissant avec de simples
gargarismes émollients ou légèrement aluminés. Comme l'in
flammation se compliquait d'un embarras gastrique, je prescrivis
d'abord un vomitif puis le lendemain un purgatif.

Le malade rendit une notable quantité de bile, ce qui n'em-
pêcha pas la fièvre de devenir plus intense le troisième jour, et
de se compliquer d'un engorgement sous-maxillaire et d'une vive
douleur au moment de la déglutition. De plus, il survint une
immobilité presque complète des articulations temporo-maxillaires. C'est avec peine que j'arrachai quelques paroles à M. X...
tant était prononcé son état d'affaissement et tant étaient vives
ses souffrances.

L'examen de la gorge me permit de constater une vive rougeur à droite au niveau du pilier antérieur qui était tendu,
élargi, et qui, par suite de son refoulement en avant, dépassait
de près de deux centimètres le plan antérieur du pilier opposé.

Quant à l'amygdale, bridée par ses deux replis muqueux, elle laissait apercevoir une petite partie de sa face interne comme à travers les lèvres d'une boutonnière. Près d'un centimètre la séparait de la luette. Le doigt introduit dans la bouche sentait une tumeur dure, arrondie, ainsi qu'une forte tension du voile du palais.

D'après les signes locaux et généraux, je ne pus me refuser à admettre un étranglement de l'amygdale constitué en avant et en arrière par les piliers, en dehors par l'aponévrose du pharynx, et en dedans par les bords libres des deux replis muqueux.

J'eus donc de nouveau recours au débridement du pilier an-térieur, et dans ce second cas, j'obtins les mêmes résultats que dans le premier : disparition de la douleur, résolution de l'en-gorgement sous-maxillaire, mouvements plus faciles du pharynx et de la mâchoire inférieure.

L'examen de la gorge nous permit en outre de constater avec un écartement des bords de la plaie une projection en avant et en dedans de l'amygdale. Le débridement, en faisant dispa-raître les phénomènes locaux, rétablit le calme dans l'état général.

La nuit suivante apporta un sommeil réparateur.

La petite plaie se couvrit d'une couche blanchâtre que de simples gargarismes aluminés suffirent à faire disparaître vers le cinquième jour. Le huitième jour, notre chanteur reparaissait sur la scène, ne conservant de son affection qu'une très-légère encoche au niveau du pilier antérieur droit.

L'amygdale, à cette époque, était déjà revenue à son volume ordinaire.

RÉFLEXIONS. — M. X... avait déjà, en diverses circonstances, éprouvé des symptômes semblables à ceux que nous consta-tâmes lors de sa dernière indisposition, et chaque fois l'affection s'était terminée par suppuration. Par le débridement, nous évi-tâmes cette fâcheuse terminaison, et tout en soustrayant le malade à des vives douleurs, il nous fut possible d'abréger la durée de la maladie.

Nous avons même l'espoir que la section du pilier antérieur aura pour conséquence d'empêcher à l'avenir l'étranglement des amygdales, et de s'opposer ainsi à des récidives devenues très-fréquentes depuis quelques années.

On pourra peut-être m'objecter après la lecture des précédentes observations, que si je n'avais pas débridé, l'affection se serait peut-être terminée par résolution. Je ne le pense pas et on sera de mon avis, si on consent à tenir compte de la forte inflammation de l'amygdale et du voile du palais, de la tension des piliers, de la douleur qui empêchait tout acte de la déglutition, même celle de la salive.

Devant une opération sans précédent, je me fis toutes les objections qu'on pourra m'adresser, et je me mis à désirer de rencontrer un autre exemple qui, traité seulement par les ressources de la médecine, pût me servir de contre-épreuve.

Mes vœux ne tardèrent pas à être exaucés, et le résultat fut en rapport avec la gravité du pronostic que j'ai formulé au commencement de ce travail, et cependant, comme on pourra en juger par l'observation suivante, le traitement médical fut assez énergique.

OBSERVATION III. — Amygdalite aiguë pultacée. — Etranglement complet de l'amygdale par les piliers. — Pas de débridement. — Œdème inflammatoire de la luette et du voile du palais. — Production de fausses membranes. — Gangrène de la luette; son excision. — Guérison.

Le 25 octobre dernier, M. X.., âgé de 22 ans, d'une constitution nervoso-bilieuse et n'ayant jamais eu d'affection sérieuse, si ce n'est de nombreuses amygdalites, fut pris d'une douleur assez vive à la gorge, surtout à droite, ainsi que d'une fièvre intense (**110** pulsations), avec céphalalgie, abattement et perte d'appétit.

En examinant la gorge, on apercevait une rougeur du voile du palais, et une saillie en avant du pilier antérieur droit qui cachait entièrement l'amygdale, excepté sa face interne où existaient des points blanchâtres. La même disposition se faisait remarquer également à gauche, sauf que l'inflammation y était moins prononcée. La luette était pendante, mais non rouge et œdématiée.

La peau surtout sur les avant-bras était légèrement colorée en rouge, mais cette coloration était la conséquence de la fièvre et non d'une éruption au début comme j'en acquis la preuve les jours suivants. Dans la crainte d'avoir affaire à une scarlatine, je crus qu'il était prudent de ne pas recourir aux émissions sanguines, et je me contentai d'ordonner un vomitif avec un gramme d'ipéca et cinq centigrammes d'émétique.

Le 26, la peau avait perdu sa coloration de la veille, la fièvre persistait et la douleur de la gorge avait sensiblement augmenté. Quant aux amygdales, elles étaient toujours voilées par les piliers antérieurs, et à leur face externe existaient encore les points blanchâtres. Gargarisme avec orge et miel rosat, application de miel rosat aluminé avec un pinceau sur les tonsilles.

Le 27, même état compliqué d'un embarras gastrique. Très-vive douleur au moment de la déglutition, gonflement phlegmoneux de la région sous-maxillaire droite, tension plus considérable du pilier antérieur droit.

Bouteille de limonade de Rogé à 45° qui détermina des selles fréquentes et bilieuses, collutoire aluminé.

Le 28, la douleur de la gorge est devenue si intense que le malade ne peut plus avaler. L'amygdale, malgré son accroissement de volume fait à peine saillie dans l'isthme du gosier,

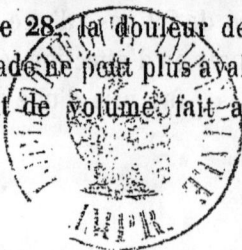

tant elle est bridée par les piliers. La luette, du volume du petit doigt, est si longue qu'elle touche l'épiglotte et les replis aryténo-épiglottiques. Son contact sur la base de la langue détermine des nausées qui sont suivies de vomissements chaque fois que M. X... veut rester couché sur le dos. Écoulement continuel d'une salive épaisse et filante ; voix altérée, pouls fort, (112 pulsations), chaleur sèche de la peau. Saignée de 500 grammes.

Le 29, la luette qui, la veille, était très-œdématiée, se recouvre de plaques blanchâtres. La face interne des amygdales seule visible, a une coloration brunâtre. Légère amélioration dans l'état général, quoique la déglutition soit encore très-pénible. Gargarisme émollient et narcotique.

Le 30, les fausses membranes forment un étui à la luette et ont gagné la partie médiane du voile du palais. La langue étant encore chargée, je prescris 30 grammes d'huile de ricin et la continuation du gargarisme.

Le 31, l'amygdale est toujours étranglée. Le malade exhale une odeur fétide.

Le 1er novembre, à l'odeur fétide de la veille a succédé une odeur repoussante de gangrène. La luette a un aspect noirâtre, et par suite de son volume, on la voit occuper l'isthme du gosier et descendre jusqu'à l'orifice supérieur du larynx. Je procède à son excision, et son examen me prouve que son tissu est complètement sphacélé.

A partir de ce moment, on constata chaque jour une amélioration qui devint complète le 6 novembre avec l'emploi de la poudre de chlorure de chaux et d'un gargarisme avec la décoction de quinquina.

L'amygdale est restée volumineuse et adhérente à la face postérieure du pilier antérieur.

RÉFLEXIONS. — Dans cette observation, on voit se dérouler presque toute la série des complications que peut engendrer l'étranglement des amygdales, lorsqu'au lieu d'employer dès le début le débridement du pilier antérieur, on se contente de recourir aux moyens médicaux. Tout d'abord apparaissent la douleur et la gêne de la déglutition poussée jusqu'à l'impossibilité de boire, quoique l'isthme du gosier ne soit pas notablement rétréci ; puis, par suite de la tension des tissus, l'infiltration séreuse de la luette et du voile du palais, qui ne tarde pas à se compliquer d'abord d'une production pseudo-membraneuse, et plus tard d'une gangrène complète de la luette et d'une partie de l'arrière-gorge.

Il est très-probable que le débridement aurait eu pour résultat d'empêcher l'œdème et la gangrène du voile du palais et de s'opposer à la formation des fausses membranes.

Ici se présente un point étiologique très-controversé. Les fausses membranes peuvent-elles apparaître sur une muqueuse indépendamment d'un état général par le fait seul d'une vive inflammation.

Nous espérons dans un autre travail prouver que des fausses membranes peuvent être déterminées par l'inflammation franche d'une muqueuse : solution de la plus haute importance pour régler le mode de traitement des angines, et en particulier, de cette variété d'angine tonsillaire dont nous venons d'esquisser les symptômes, la marche et la complication.

En effet, si on a la conviction que les pseudo-membranes succèdent à l'inflammation qu'engendre l'étranglement, la conduite du chirurgien ne pourra pas être douteuse un seul instant. Son devoir sera d'arrêter l'inflammation, et le moyen le plus énergique et le plus efficace consistera dans le débridement d'un tissu qui est la cause essentielle de l'étranglement. L'opération aura donc pour résultat en faisant avorter l'état inflammatoire, de s'opposer à la production des phénomènes morbides qui pourraient en être la conséquence.

En admettant cette étiologie des fausses membranes dans les cas où il y a des signes d'étranglement, le praticien, pour être logique, devra dès qu'il constatera leur présence, non s'applaudir de n'avoir pas divisé les tissus, mais regretter d'avoir laissé passer le moment où par une légère opération il eût pu empêcher leur apparition. C'est, du reste, ce dont on peut se convaincre par la simple appréciation des faits rapportés dans notre troisième observation.

De ces faits, il résulte que par suite du traitement médical que nous avons appliqué à notre malade, nous n'avons pu prévenir ni la diphthérie du voile du palais ni la gangrène de la luette qui lui a succédé.

Aucune de ces complications ne sont montrées dans toutes les autres observations où dès le début de la maladie, il nous a été possible d'employer le traitement chirurgical.

En résumé, pour le moment, je me contente d'affirmer que le débridement dans le cas d'étranglement des amygdales aura pour effet de produire un soulagement immédiat et d'arrêter la marche de l'affection. Afin que mes preuves fussent aussi complètes que possible, j'ai tenu à faire même la contre-épreuve et ainsi qu'on peut en juger par l'observation III ; la maladie, malgré l'emploi d'un traitement médical, a suivi toutes ses phases d'une manière inexorable. J'aurais pu, en faveur du débridement, citer plusieurs autres observations semblables à celles I et II, mais j'ai pensé qu'il était inutile d'étendre ce mémoire déjà trop long, attendu que le moyen que je préconise, s'il est bon, saura bien faire son chemin dans le monde scientifique ; chacun étant à même de l'appliquer plusieurs fois par an, et de contrôler ainsi son degré d'efficacité.

CONCLUSIONS.

1° Si j'en crois mes recherches, l'*étranglement des amygdales par les piliers* est une affection très-fréquente, surtout chez les adultes, quoiqu'elle n'ait pas été décrite par les auteurs.

2° Pour que l'étranglement puisse avoir lieu, il faut qu'entre l'amygdale et les piliers existent des adhérences provoquées par des inflammations anciennes; que l'augmentation de volume de l'amygdale soit très-rapide et qu'enfin le pilier antérieur soit assez étalé et élargi pour brider la glande dans sa loge et s'opposer à toute expansion vers le pharynx.

3° La contraction spasmodique des piliers, tout en facilitant le travail d'étranglement, peut rendre compte de la vive douleur qu'éprouvent les malades dans la variété d'angine qui fait l'objet de ce mémoire.

4° Le traitement est chirurgical; il consiste dans la section du pilier antérieur, opération sans aucun danger et d'une très facile exécution.

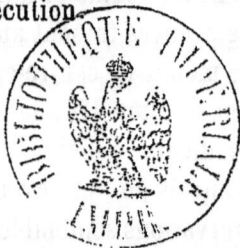

TABLE DES MATIÈRES.

Lille. Imp. L. Danel.

www.ingramcontent.com/pod-product-compliance
Lightning Source LLC
Chambersburg PA
CBHW070155200326
41520CB00018B/5411